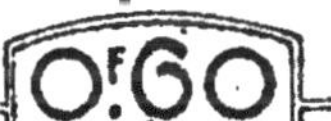

CONSULTATIONS MÉDICALES FRANÇAISES

N° 46

L'HYGIÈNE PRATIQUE DES CONTAGIEUX

Par le D' Maurice PERRIN

PROFESSEUR AGRÉGÉ À LA FACULTÉ DE
MÉDECINE DE NANCY

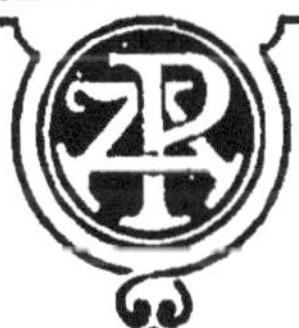

• PARIS •

A. POINAT - EDITEUR

21 · RUE · CASSETTE · VI

L'HYGIÈNE PRATIQUE DES CONTAGIEUX

Par le Dr Maurice PERRIN,

Professeur agrégé à la Faculté de médecine de Nancy.

La protection des individus sains contre les germes nocifs émanés d'un malade contagieux est réalisée par deux procédés principaux :

1° *L'isolement rationnel du malade;*

2° *La désinfection de ses excrétions et déjections,* qui peuvent transporter le contage.

A ces procédés, on ajoute obligatoirement, pour certaines maladies désignées par la loi du 15 février 1902, la *désinfection des locaux et du matériel* en fin de maladie. Cette mesure, appliquée convenablement, donne une garantie supplémentaire, mais elle ne saurait dispenser des précautions à prendre en cours de maladie ; celles-ci constituent, en effet, l'élément essentiel de la protection des individus sains, par la difficulté apportée à la dissémination des produits nocifs et par leur destruction ou leur neutralisation immédiates. Il est facile de comprendre que la désinfection finale (ou même la désinfection plusieurs fois répétée) de la chambre d'un typhoïdique ne peut suppléer aux mesures qu'il convient de prendre chaque jour contre ses

L'HYGIÈNE PRATIQUE DES CONTAGIEUX

Par le Dr Maurice PERRIN,

Professeur agrégé à la Faculté de médecine de Nancy.

La protection des individus sains contre les germes nocifs émanés d'un malade contagieux est réalisée par deux procédés principaux :

1° *L'isolement rationnel du malade;*

2° *La désinfection de ses excrétions et déjections*, qui peuvent transporter le contage.

A ces procédés, on ajoute obligatoirement, pour certaines maladies désignées par la loi du 15 février 1902, la *désinfection des locaux et du matériel* en fin de maladie. Cette mesure, appliquée convenablement, donne une garantie supplémentaire, mais elle ne saurait dispenser des précautions à prendre en cours de maladie ; celles-ci constituent, en effet, l'élément essentiel de la protection des individus sains, par la difficulté apportée à la dissémination des produits nocifs et par leur destruction ou leur neutralisation immédiates. Il est facile de comprendre que la désinfection finale (ou même la désinfection plusieurs fois répétée) de la chambre d'un typhoïdique ne peut suppléer aux mesures qu'il convient de prendre chaque jour contre ses selles ; de même la désinfection du lit d'un tuberculeux ne remplacera jamais les précautions permanentes de récolte et de destruction des crachats. Il est évident, d'autre part, que la désinfection des déjections, bien faite en cours de maladie, rend superflue, dans un certain nombre de cas, la désinfection finale des locaux et du matériel, puisqu'elle détruit les germes contagieux au fur et à mesure de leur production. Ce sont en définitive les *mesures quotidiennes et permanentes de salubrité* qui sont les plus importantes pratiquement.

I. — L'ISOLEMENT RATIONNEL DU MALADE

C'est à dessein que je dit l'isolement *rationnel*, car il faut se garder des excès qui mettraient les contagieux à l'écart du genre humain, au détriment des soins dont ils ont besoin et des mesures de salubrité nécessaires.

Le DEGRÉ de l'isolement doit être *proportionné à la facilité de dissémination de la maladie*. Il peut être partiel, relatif, absolu.

A) *Isolement partiel.* — J'appelle d'abord isolement partiel celui qui ne vise qu'une *lésion locale.* Soit une suppuration quelconque (abcès, anthrax, tuberculose localisée de la peau, etc.) : il suffira que le pansement bien fait empêche toute souillure des autres régions (notamment des mains) et des objets que touche le malade. Les germes seront recueillis dans le pansement et détruits, facilement, sans que le malade soit obligé pour cela de changer sa façon de vivre en famille.

J'appelle aussi isolement partiel la façon d'être

d'un malade qui vit comme tout le monde et qui est contagieux seulement par *certaines excrétions* ou *sécrétions* (tuberculose pulmonaire légère, syphilis, grippe-influenza légère, etc.). Ce malade *s'isole dans la mesure où il est contagieux* : lit personnel, abstention des contacts familiaux (baiser, etc.), qui peuvent déposer des germes sur autrui; récolte soignée des crachats; surveillance particulière des mouchoirs et des linges de corps ou de literie: abandon de la pratique trop répandue (et à laquelle il conviendrait d'ailleurs que tout le monde renonçât) d'insaliver les coins des livres, les crayons, les pièces de monnaie, etc. [1]; maintien d'une certaine distance entre le malade et ses interlocuteurs; placement d'un mouchoir ou mieux d'une serviette japonaise devant la bouche au moment de la toux; mise en état de la dentition quand elle favorise l'envoi de « postillons »; couverts spéciaux nettoyés ou bouillis à part; perte de l'habitude de porter les mains à la bouche; soins de propreté particuliers et surtout lavages fréquents des mains; etc.

L'entourage, de son côté, se lave les mains avant les repas, évite les effusions familiales; et, pour parler d'une façon plus générale, agit de façon à ne pas neutraliser les efforts du malade, mais au contraire s'ingénie à les favoriser discrètement. Le malade, d'ailleurs, arrive très facilement, avec un peu de bonne volonté, à prendre automatiquement et sans contrainte les précautions voulues.

Les procédés que je viens d'appeler isolement partiel ne sont pas d'habitude décrits sous ce nom, bien qu'il soit mérité. On les décrit simplement

---

1. G. ETIENNE et M. PERRIN. Dangers de contamination... par quelques habitudes très répandues et en particulier l'insalivation des objets usuels. *Société de médecine de Nancy*, 1er juillet 1907 (Rapport vulgarisé par les soins de cette Société).

comme des mesures d'hygiène appropriées à tel ou tel cas. Et cependant nous y trouvons l'ébauche des mesures plus sévères indiquées plus loin, ébauche qui suffit dans les éventualités présentes.

B) *Isolement relatif.* — L'isolement relatif (ce mot étant pris dans le sens qui l'oppose à « absolu ») peut être employé pour certains malades très contagieux, mais dont les germes de contagion se transmettent par des procédés bien définis et faciles à surveiller. C'est ainsi qu'on l'applique dans certains hôpitaux aux typhoïdiques : on les soigne en salle commune, mais en recueillant avec une attention particulière et en désinfectant leurs selles et leurs urines, en obligeant le personnel à se bien laver les mains, à changer de vêtements s'ils sont quelque peu éclaboussés ou souillés, à ne pas toucher les aliments des autres malades. On l'applique souvent aussi aux tuberculeux avancés (phtisiques), en portant l'attention sur les crachats de la façon qui sera décrite plus loin; mais ici les résultats sont souvent aléatoires, car la toux peut contaminer, à une certaine distance autour du lit, les poussières qui conserveront longtemps les spores du bacille de Koch et en faciliteront la dissémination. Pour ces deux premiers cas, l'isolement absolu est préférable quand il est réalisable.

L'isolement relatif s'applique par contre avec un *succès suffisant* aux cas de pneumonie, bronchopneumonie, grippe-influenza, angines simples, et en général aux maladies dont les germes vivent peu à l'état desséché.

Ce sont d'ailleurs souvent *les circonstances* qui imposent cet isolement relatif, au lieu de l'isolement absolu, surtout dans la clientèle urbaine ou rurale, où beaucoup de familles n'ont pas de locaux suffisants pour permettre de réserver une chambre spéciale au malade.

Il est bien évident qu'il faut chercher à compenser les inconvénients de la cohabitation du malade avec d'autres personnes saines ou malades, par une minutie plus grande dans les opérations de récolte et de destruction des produits nocifs.

C) *Isolement absolu.* — L'isolement absolu a pour but de *séparer le malade du monde extérieur pendant la durée de sa contagiosité.* C'est l'isolement-type, *nécessaire* pour les maladies très virulentes ou très facilement transportables du malade à l'individu sain (diphtérie, scarlatine, variole, choléra, typhus, peste, etc.). On l'applique aussi par mesure de prudence à des maladies moins facilement diffusibles (rougeole, coqueluche) mais qui sont susceptibles aussi de donner lieu à de grandes épidémies.

L'isolement a de grands avantages *pour le malade* lui-même : calme, soins plus minutieux, préservation contre les complications venues d'autres personnes.

Ceci m'amène à dire qu'on peut, dans la pratique, *isoler ensemble* plusieurs malades atteints de la même affection, mais qu'il faut *séparer des autres* ceux de ces malades qui ont des complications susceptibles de se transmettre à tous. On aura, à l'hôpital ou dans une famille, la chambre des rougeoleux, mais on soignera dans une autre chambre ceux qui sont atteints de broncho-pneumonie ; on mettra ensemble plusieurs cas d'angine diphtérique, mais on ne mettra pas dans le même local les diphtéries malignes ou compliquées de streptococcie.

Il peut être utile de mettre en observation, séparément, un malade suspect avant de le placer avec les autres malades de même catégorie.

L'isolement est réalisé en plaçant le malade dans une CHAMBRE aussi indépendante que possible, facile à aérer et garnie du minimum de meubles indispensable. Il n'est cependant pas nécessaire, si on laisse le malade dans sa chambre habituelle, de la démeubler, ce qui mobiliserait des poussières désagréables et fâcheuses. S'il existe des *tentures*, on les enlèvera si cet enlèvement est facile et ne doit point exposer à la contagion les personnes qui seraient chargées de cette opération[1]. Sinon on pourra les relever ou les écarter du lit, et les entourer de draps ou de pièces de toile lavables. On pourra de même recouvrir les *meubles* avec des draps épinglés ou faufilés; cette précaution évitera les souillures extérieures et la pénétration de poussières nocives dans les anfractuosités, dans les tiroirs, etc. Il n'est plus aussi nécessaire qu'autrefois de réduire le mobilier au strict minimum : les vapeurs de formol employées actuellement pour la désinfection des locaux agissant très bien et suffisamment sur les objets qui ne sont souillés qu'à la surface[2]. D'autre part, si les crachats, pellicules, déjections, etc., sont bien recueillis et neutralisés (voir plus loin, pages 13 à 18), la contamination des tentures et du mobilier se trouve considérablement réduite et peut même être nulle. Les *tapis* seront roulés, remplacés par des draps ou alèzes, ou tout au moins

---

1. Quand les tentures sont enlevées après que le contagieux a déjà séjourné dans la chambre, il y a lieu de les désinfecter, s'il s'agit d'une maladie à dissémination facile et si les tentures voisines du lit sont susceptibles d'avoir été contaminées.

2. G. ETIENNE et M. PERRIN. Les procédés pratiques de désinfection par le formol. *Province médicale*, 20 mars 1909.

recouverts de façon à être peu souillés; ceux des tapis (descentes de lit) qui sont fatalement éclaboussés par les urines, les crachats, et même les selles, seront envoyés à l'étuve en fin de maladie dans tous les cas pour lesquels la désinfection finale est nécessaire.

Dans la chambre d'isolement n'entreront que les PERSONNES CHARGÉES DE SOIGNER le malade. Elles seront *aussi peu nombreuses* que possible (parfois une seule suffit; quelquefois il en faut 2 ou 3, jamais davantage). Auprès du malade, elles seront revêtues d'une *blouse ou sarrau* de toile, les enveloppant complètement[1] et qu'elles quitteront chaque fois qu'elles sortiront de la chambre (un clou ou porte-manteau sera placé près de la porte pour pouvoir alors accrocher cette blouse). Les infirmières doivent porter des *jupes courtes*. Toujours avant de sortir de la chambre, elles se laveront les *mains* à l'aide d'un savonnage vigoureux avec brossage suivi d'une immersion de quelques instants dans une solution antiseptique. Sous aucun prétexte, elles ne prendront leurs *repas* près du malade. Pour le repos de la nuit (si on ne veille pas le malade) il est préférable que le lit de l'infirmière soit dans une chambre voisine dont la porte restera entre-bâillée ; en cas de nécessité, on peut le placer dans la chambre même, mais à une distance appréciable de celui du malade et en agissant à l'égard de ce coin de la chambre comme à l'égard des autres parties de l'appartement.

Il est prudent d'avoir dans la chambre des *chaussures* spéciales, ou de protéger ses chaussures en

---

1. Dans certains départements, les services d'hygiène prêtent des blouses et fournissent des antiseptiques aux personnes dont les ressources sont insuffisantes.

mettant par-dessus de vastes chaussons, des caoutchoucs, ou les chaussures de feutre vendues à Strasbourg sous le nom de Kaiserschlepp.

Qui choisir pour soigner le malade ? Toujours une personne à la fois *bien portante, calme et intelligente*. Dans les cas de maladies conférant l'immunité (variole, typhus, scarlatine, etc.) on choisira de préférence une personne qui en a déjà été atteinte ; auprès des varioleux, les vaccinés (en période d'immunité) sont dans les mêmes bonnes conditions. Il est cependant des maladies (diphtérie, tuberculose, etc.) pour lesquelles les gardes restent exposés à la contagion : dans ce cas, ils ou elles feront bien de *se rincer la bouche* avec une solution antiseptique (eau bouillie additionnée d'un tiers d'eau oxygénée, par exemple), de se laver plus fréquemment les mains, de faire plusieurs fois par jour la toilette de leur visage, surtout s'il s'agit d'une affection contagieuse par la bouche et si le malade a toussé dans leur direction ou a envoyé des postillons, ou encore après avoir fait le débarras.

Il faut éviter que l'infirmière, professionnelle ou improvisée, ait à s'occuper des autres personnes de la maison ; par exemple, si une mère s'occupe d'un enfant atteint de diphtérie, il est préférable qu'une autre personne soit chargée de ses enfants sains[1]. En cas d'impossibilité d'observer cette règle, il faut redoubler de précautions (lavages des mains, du visage, de la bouche, désinfection plus minutieuse des déchets contagieux). Je considère comme une

---

1. Parfois on envoie ceux-ci ailleurs, chez des grands-parents, des oncles ou tantes, etc. Il faut prendre garde, s'il y a d'autres enfants dans ce nouveau milieu, que les frères et sœurs du contagieux, déjà eux-mêmes contaminés, ne soient le point de départ d'une nouvelle épidémie. Il est donc nécessaire de les séparer provisoirement des autres enfants (pendant la durée du temps d'incubation).

bonne précaution générale les *lavages de bouche* faits trois fois par jour, avant les repas, par tous les habitants du logement ou parfois de l'immeuble qui abrite un contagieux.

L'infirmière doit avoir, auprès du contagieux, *les cheveux entièrement enveloppés* d'une pièce de toile lavable. (Pour les infirmiers : cheveux ras, savonnages fréquents du cuir chevelu.)

L'isolement doit être RÉEL ; on n'admettra que les visites strictement indispensables (médecin, prêtre, notaire, père et mère), avec pour chaque visiteur les précautions prescrites pour l'infirmière (blouse, lavages). Les parents devront s'abstenir d'embrasser le malade, ou si l'abstention est impossible (approches de la mort, par exemple), ne le faire que loin de la bouche et faire ensuite une toilette locale.

Les ANIMAUX DOMESTIQUES (chiens, chats, oiseaux apprivoisés) seront sévèrement proscrits. S'ils ont déjà approché du malade, on les baignera avec savonnage et ils seront lotionnés avec un antiseptique fort ; si le lavage est impossible : réclusion isolée pendant un temps égal à la durée de la contagiosité de la maladie. On détruira les MOUCHES et MOUSTIQUES à l'aide de papiers gluants qu'on brûlera ensuite, ces insectes étant des propagateurs dangereux de contagion ; parfois il sera nécessaire de tendre des treillages ou des mousselines devant toutes les ouvertures. On recherchera les PARASITES qu'on s'efforcera de détruire (teinture ou poudre de pyrèthre sur le malade et dans les fissures des meubles et du parquet ; pour les punaises : pétrole, vinaigre chaud, etc.).

Le malade ne fera pas de CORRESPONDANCE et se bornera à dicter à une personne placée assez loin du lit ; si, par exception, il est obligé d'écrire, il emploiera le crayon et du papier susceptible d'être im-

mergé dans une solution de sublimé à 1 pour 1000 ;
ce sera une autre personne qui mettra sous enveloppe
après cette opération. Ou bien le malade emploiera
des cartes postales susceptibles d'être immergées,
désinfectées à l'étuve ou repassées au fer chaud sur
leurs deux faces. On traiterait de même les papiers
reçus par le malade et dont la conservation s'impo-
serait. Les OUVRAGES (tricot, lingerie), que font parfois les femmes malades, seront désinfectés avant
d'être mis en circulation.

On ne laissera entrer chez le malade que des
LIVRES, JOURNAUX, BROCHURES, sans valeur et susceptibles d'être *brûlés* ou désinfectés. L'incinéra-
tion est toujours préférable ; les livres brochés
supportent l'étuve, mais les livres reliés ne la supportent pas et les autres procédés ne détruisent pas
tous les germes contenus entre les feuillets. Je
conseille souvent, en clientèle, quand il s'agit d'ouvrages lus par un contagieux *sans complication*,
de les *donner à l'hôpital* pour distraire les malades
atteints de la même affection ; il faut, bien entendu,
que le transport soit fait sous un emballage sérieux
et que le paquet soit muni d'une étiquette très
explicite. De même pour les JOUETS des enfants
malades, avec cette réserve que beaucoup supportent l'étuve et que la désinfection en surface (vapeurs
de formol) suffit pour certains. En général, il faut
les choisir sans valeur, pour pouvoir les incinérer
ou les donner à l'hôpital sans regrets.

Les ALIMENTS ayant séjourné dans la chambre ne
devront être consommés qu'après avoir subi, autant
que possible, une nouvelle cuisson.

SORTIE. — Il est certaines maladies (rougeole
simple, pneumonie, grippe, oreillons) dont la contagiosité est assez courte et dont le germe a disparu

quand le malade est en état de sortir. Guéri, il pourra sortir de sa chambre sans autre formalité. Pour beaucoup d'autres et surtout pour les maladies accompagnées de desquamation (scarlatine, variole, suette miliaire) ou de diarrhée qui souille toujours la peau (typhoïde, choléra, dysenterie), il faut *baigner* le malade, avec savonnage et lotion antiseptique ; la baignoire sera placée entre le lit et la porte et le malade revêtira du linge propre et des vêtements neufs ou désinfectés. Ne jamais oublier les *cheveux*, qui méritent d'être savonnés et humectés d'antiseptiques, de la racine à l'extrémité, surtout chez les femmes.

Durée de l'isolement. — On peut prendre comme règle de conduite les chiffres suivants, tout en se rappelant que quand les locaux s'y prêtent (jardin, campagne) le médecin peut auparavant autoriser le convalescent à sortir de sa chambre, mais non à fréquenter des individus susceptibles d'être contaminés, ni à manipuler des objets qui pourraient transporter la contagion.

Diphtérie : 30 jours après la guérison clinique ou de suite après le dernier de deux ensemencements négatifs à 8 jours d'intervalle.

Variole : 40 jours après le début s'il n'y a plus de croûtes (bain).

Scarlatine : 40 jours après le début.

Rougeole : 16 jours après le début.

Oreillons : 21 jours après le début.

Coqueluche : 6 semaines après le début.

Varicelle : 16 jours après le début.

Rubéole : 16 jours après le début.

Fièvre typhoïde : 28 jours après guérison.

Fièvres paratyphoïdes : 28 jours après guérison.

Dysenterie : 28 jours après guérison.

Méningite cérébro-spinale : 40 jours après guérison (s'il

n'y a pas de coryza), ou de suite après le dernier de deux examens bactériologiques négatifs à 8 jours d'intervalle.

Poliomyélite épidémique : 30 jours après le début[1].

II. — DÉSINFECTION QUOTIDIENNE

L'isolement du malade, que nous venons d'envisager, a pour but de réduire au strict minimum le nombre des personnes qui s'exposent à la contagion ; mais celle-ci n'est pas toujours directe et immédiate, elle peut être *indirecte, médiate*, c'est-à-dire se faire par l'intermédiaire des excrétions et déjections contagieuses quand celles-ci sont transportées hors de la chambre isolée, des personnes qui ont pénétré dans cette chambre, des objets utilisés par le malade, des insectes et animaux domestiques.

Nous avons déjà vu comment l'infirmière doit se comporter (vêtements spéciaux dans la chambre, lavage des mains et du visage, etc.), et ce qu'il faut faire des animaux, des livres, des jouets, etc.

Il nous reste à porter notre attention sur les excrétions et déjections du malade, sur les objets à son usage, etc.; *toutes choses qu'il convient de désinfecter sans délai*, au fur et à mesure de leur production ou de leur contamination sans attendre l'effet d'une désinfection finale qui ne pourrait suppléer aux lacunes des actes quotidiens. La désinfec-

1. Ces chiffres sont extraits d'un Arrêté de janvier 1912 concernant l'éviction des écoles pour les enfants malades. Je ne les ai modifiés que pour la coqueluche dont la contagiosité a certainement disparu après la 6ᵉ semaine, et pour laquelle le règlement prévoit l'éviction des écoles jusqu'au 30ᵉ jour après la disparition des quintes, constatée par un certificat médical. A moins de vivre avec son malade, le médecin sera bien embarrassé pour délivrer ce certificat !

Le même règlement prévoit une éviction jusqu'à guérison pour les teignes et le trachome. Ces maladies ne comportent cependant qu'un isolement partiel.

Pour les *frères et sœurs* des malades, l'éviction réglementaire est aussi longue que pour le malade lui-même, quand celui-ci n'est pas isolé ; s'il l'est, l'éviction est égale à la durée de l'incubation, plus deux jours.

tion quotidienne sera faite avec méthode, portant suivant les cas sur telle ou telle sécrétion, ou sur tel ou tel genre d'objets. Nous allons passer en revue les divers éléments à envisager.

A) *Sécrétions de la gorge, fausses membranes, crachats.* — A surveiller particulièrement dans les cas de diphtérie, scarlatine, tuberculose, coqueluche, rougeole au début, méningite cérébro-spinale, pneumonie et bronchopneumonie, peste pulmonaire, angines de toutes natures, oreillons, etc.

On s'efforcera (point capital de la prophylaxie) de neutraliser sur place la virulence de germes de la gorge au moyen de *gargarismes* fréquents, de lavages de bouche, de badigeonnages. Le médecin traitant indiquera ce qui est applicable dans chaque cas particulier; le gargarisme le plus fréquemment prescrit est celui-ci :

> Eau oxygénée du Codex : 1 partie.
> Eau distillée ou bouillie tiède : 2 parties.
> Alcool de menthe ou eau de Botot: quelques gouttes pour aromatiser.
> Bicarbonate de soude : Q. S. pour neutraliser ou alcaliniser.

On prescrit souvent aussi des *badigeonnages* antiseptiques (par exemple phénol *neigeux* en solution glycérinée à 1 pour 20). De telles prescriptions sont utiles pour le malade autant que pour l'entourage. Ces badigeonnages ne seront pas faits avec un pinceau, mais avec de petits tampons de coton qu'on brûlera ou immergera longuement dans un antiseptique. La tige de bois ou de métal servant à supporter ces tampons sera, suivant les cas, bouillie, flambée, ou incinérée.

On recevra les crachats et mucosités autant que

possible dans un *récipient* (crachoir) rempli au tiers ou au quart de sa hauteur d'un des antiseptiques suivants :

Crésylol sodique [1] en solution forte à 4 pour 100 ;

Eau de Javel étendue d'eau de façon à obtenir une solution titrant un degré chlorométrique par litre d'eau [2].

Sulfate de cuivre en solution, à la dose de 50 grammes par litre ;

Chlorure de chaux en solution, fraîchement préparé et conservé dans des vases clos, à la dose de 20 grammes pour un litre d'eau (il doit sentir fortement le chlore);

Lait de chaux fraîchement préparé [3] à 20 pour 100 :

Lessive de soude à 10 pour 100 (teintée) pour les crachats spécialement. Le titre peut en être porté à 50 pour 100 pour la diphtérie [4].

Ne pas employer ici le sublimé corrosif qui coagule les matières albumineuses et forme, autour des détritus de quelque volume, une coque qui renferme un noyau resté virulent [5].

1. *Formule du crésylol sodique liquide ou solution alcaline concentrée de crésylol officinal* :

    Crésylol officinal. . . . .   1 kilogramme.
    Soude caustique liquide, ...   1 kilogramme.

Effectuer le mélange dans un récipient en grès ou en métal. La réaction dégage beaucoup de chaleur et pourrait provoquer la rupture des récipients en verre épais. Ne s'emploie que dilué suivant les indications prescrites.

2. Eau de Javel concentrée à 50° : 1 litre dans 20 litres d'eau; Eau de Javel concentrée à 20° : 1 litre dans 19 litres d'eau ; etc.

3. Pour avoir du lait de chaux actif, on prend de la chaux de bonne qualité, on la fait déliter en l'arrosant petit à petit avec la moitié de son poids d'eau. Quand la délitescence est effectuée, on met la poudre dans un récipient soigneusement bouché et placé dans un endroit sec. Comme un kilogramme de chaux qui a absorbé 500 grammes d'eau pour se déliter a acquis un volume de 2 litres 200, il suffit de le délayer dans le double de son volume d'eau, soit 4 litres 400 pour avoir un lait de chaux qui soit environ à 20 pour 100.

4. J'emprunte l'indication de ces doses et de la plupart des suivantes aux *Instructions du Conseil supérieur d'hygiène publique de France*; ces instructions sont distribuées par certains bureaux d'hygiène, à Paris, notamment.

5. **Coût des antiseptiques.** — *Lessive de soude* : le litre 1 fr. 50, le demi-litre 0 fr. 80 à 1 franc; la solution à 10 pour 100 coûte donc de 0 fr. 15 à 0 fr. 25 le litre.

Crésylol sodique : 1 fr. 25 à 1 fr. 50. On peut faire 25 litres de solution à 4 pour 100 avec un litre ; donc 0 fr. 05 à 0 fr. 07 le litre.

Les crachoirs vrais ou improvisés seront nettoyés une ou deux fois par jour (vidage dans les cabinets, puis trempage ou ébullition). A la campagne, où le tout à l'égout n'existe pas, on videra ces récipients dans une petite fosse spécialement creusée hors de l'habitation, protégée contre les incursions des animaux (chiens, chats, poules, canards), assez profonde pour qu'un bêchage ou labourage ultérieur ne puisse en remuer le fond, et située en un point qui ne soit pas susceptible d'infecter, par infiltrations, les sources ou puits. Ces précautions sont d'ailleurs des précautions complémentaires, car si les sécrétions contagieuses ont été reçues en petite quantité dans un antiseptique et en ont subi le contact prolongé, elles sont déjà neutralisées et c'est ce à quoi il faut principalement viser.

Un procédé pratique (Landouzy) est l'emploi du crachoir Fournier : récipient de carton imperméabilisé contenant de la tourbe préparée ; lorsque ce crachoir est rempli, contenant et contenu sont incinérés.

Un procédé pratique aussi, surtout pour les crachoirs collectifs, consiste à les emplir de marc de café desséché, substance imputrescible, absorbante, que le vent ne soulève pas et qui peut finalement être brûlée[1].

Extrait de Javel (chez les épiciers), à 28° environ : 0 fr. 40 à 0 fr. 50 le litre.

Sulfate de cuivre : le kilog. 1 fr. 50 ; les 500 grammes 1 franc. Sol. à 50 pour 1000 : 0 fr. 08 à 0 fr. 10 le litre.

Chlorure de chaux : le kilog. 0 fr. 50 à 0 fr. 60.

Carbonate de soude (chez les épiciers) 0 fr. 25 à 0 fr. 30 le kilogramme.

Solution officinale de formol à 40 pour 100 : 2 fr. 50 à 2 fr. 75.

Sublimé : le tube de 10-12 pastilles de 1 gramme : 1 franc à 1 fr. 25.

Huile de schiste (chez les marchands de couleurs) : 30 à 35 francs les 100 kilogs. ; 0 fr. 50 à 0 fr. 60 le kilo.

Lusoforme (spécialité à base de formol sans odeur désagréable) : 1 franc les 125 grammes, 3 francs les 500 grammes. Lusoforme brut, pour les linges sales : 2 francs le kilogramme. La dose de lusoforme à employer est le double de celle du formol officinal.

1. Rouary. *Le Caducée*, 6 juillet 1912.

Il est *parfois impossible* de recevoir les sécrétions de la gorge et les crachats dans un récipient,
par exemple, quand il s'agit d'un enfant jeune ou
indocile, d'un malade trop abattu, d'un dément ou
délirant, ou encore quand les sécrétions sont trop vis-
queuses, ou bien aussi quand il s'agit de mouchures.
Dans ces cas, on recouvrira le lit d'une pièce de toile
facile à enlever (précaution toujours utile d'ailleurs), et on s'efforcera d'éviter la dissémination des
germes en recevant les crachats, sécrétions, mouchures, etc., dans des mouchoirs ou compresses
(tâcher de ne pas souiller les mains de l'infirmière
ni même celles du malade). Ces mouchoirs ou compresses, tant qu'ils sont en usage, ne seront pas
placés sur le lit, sous l'oreiller, sur la tablette de la
table de nuit, mais ils seront placés sur une assiette
ou dans une tasse facile à désinfecter. L'emploi de
serviettes japonaises ou plus simplement de *morceaux de papier* simplifie les manipulations (on les
brûle après; cela est même moins coûteux que les
opérations de trempage et de blanchissage des mouchoirs). J'estime même, avec M. Marfan, que les
vieux journaux, coupés d'avance par morceaux,
pourraient remplacer les crachoirs de poche pour les
tousseurs; hors de leur domicile, ils les jetteraient
dans les bouches d'égout où les antagonismes micro-
biens détruiraient leurs bacilles nocifs.

B) *Déjections (selles, vomissements, urines).* —
Les selles, et accessoirement les vomissements, sont
à surveiller dans les cas de fièvre typhoïde, choléra,
dysenterie, fièvres paratyphoïdes, diarrhées colo-
niales. Les urines des typhoïdiques sont aussi un
agent de contamination dont la désinfection s'im-
pose.

Mêmes antiseptiques que ci-dessus, avec cette particularité que : lorsqu'il s'agit de déjections solides, l'immersion totale dans le désinfectant *doit durer* six heures au moins; pour les matières liquides, une heure suffira. Le rejet dans les cabinets d'aisance n'aura lieu qu'après ce contact.

Les malades de cette catégorie doivent toujours se laver les mains après avoir exonéré leur vessie ou leur intestin.

Le Conseil supérieur d'hygiène recommande *en outre* :

Pour les *cabinets d'aisance, latrines, fosses* :

Lavage à l'aide d'une solution forte (crésylol sodique à 4 pour 100) du siège et des abords;

Projection d'huile de schiste à raison de un kilogramme par mètre superficiel de fosse pour la destruction des larves de mouches.

Pour les *vidoirs, éviers, rigoles* :

Lavage à une solution forte (crésylol sodique à 4 pour 100).

Pour les *puits* susceptibles d'avoir été contaminés :

Déversement de permanganate de chaux ou de potasse à raison de 0 kilogr. 500 par mètre cube d'eau contenue dans le puits.

Pour les *fumiers* :

Ne jamais jeter de matières fécales sur les fumiers. Quand un fumier a été contaminé par des déjections humaines de malade, le détruire par le feu si son volume n'est pas trop considérable. Dans le cas contraire, la désinfection est difficile et elle réclame une imprégnation complète et prolongée du fumier avec la solution du crésylol sodique à 4 pour 100.

J'ajoute qu'à la campagne il peut être intéressant, au voisinage d'un malade atteint de fièvre typhoïde, dysenterie, choléra, etc., de faire bouillir l'eau de boisson, ou de la traiter par l'ozone, le chlore, l'iode, etc.

C) *Pellicules, squames, croûtes*. — Ces particules sont extrêmement dangereuses pour l'entourage en raison de leur facile dissémination (variole, scarlatine, suette miliaire, etc.). Il y a donc intérêt à les empêcher de se disséminer. Le trempage des linges y contribue, mais on doit aussi essayer de les détruire plus directement. Je recommande d'enduire une ou deux fois par jour le corps des malades, et surtout les régions où la desquamation est la plus intense, avec une pommade (iodoformée, phéniquée, boriquée, etc , à la rigueur glycérolé d'amidon); cette pommade empêche la dissémination des pellicules ou croûtes. Chaque matin on lotionne tout le corps avec de gros tampons de coton imbibé de solution antiseptique ou d'eau de Cologne; ces cotons sont brûlés immédiatement dans le fourneau ou la cheminée de la chambre; après la lotion, on remet de la pommade.

Surtout dans les cas de ce genre, il est important de ne pas balayer à sec et de ne jamais rien secouer par les fenêtres.

Quand la bouche contribue à la contagiosité des pellicules (scarlatine) il est important que le malade évite d'insaliver ses mains et se les lave fréquemment.

D) *Objets de pansement souillés.* — Sans valeur : les brûler; de quelque valeur (bandes de toile, de crépon, etc.), les traiter comme le linge.

E) *Livres, brochures, correspondance, jouets.* (Voir p. 10.) — *Mouches, parasites, animaux domestiques.* (Voir p. 9.)

F) *Linge (chemises, draps de lit, taies d'oreiller, essuie-mains, mouchoirs,* etc.). — Ces objets peuvent être souillés par des produits d'expectoration, des déjections, du sang, du pus. Deux procédés leur sont applicables :

A) *Ébullition* pendant une heure au moins dans une lessive chaude au carbonate de soude ou à la cendre de bois;

B) *Trempage prolongé* (6 heures au moins) dans le crésylol sodique à 4 pour 100; ou dans le formol du commerce à 40 pour 100 d'aldéhyde formique, à la dose de 40 grammes de formol pour un litre d'eau; ou dans une solution de sulfate de cuivre à 50 pour 1000; ou dans une solution d'eau de Javel[1].

Le *trempage* est le procédé le *plus simple*; on le fait dans un seau placé près de la porte de sortie de la chambre d'isolement. Après trempage suffisant, les objets sont lessivés par les procédés ordinaires. L'ébullition considérée comme moyen de désinfection a l'inconvénient de nécessiter un « essangeage » préalable, faute duquel le sang et le pus laisseraient des traces indélébiles; cet essangeage n'est sans inconvénient pour ceux qui le pratiquent que si l'immersion a été un véritable trempage.

La *serviette d'auscultation* sera toujours pliée en quatre, le côté « médical » en dedans. Si les ressources le permettent, il vaudrait mieux l'achever dans la journée pour quelque autre usage et en donner une propre au médecin chaque jour.

G) *Vêtements* du malade ou de l'infirmière quand ils sont souillés ou contaminés :

En toile ou assimilables : ébullition, trempage dans une solution comme pour le linge.

En drap, laine ou matière analogue : passage à l'étuve (à vapeur ou à dégagement de gaz antiseptique).

Avec l'organisation actuelle des services de désin-

---

1. Si, pour éviter l'usure du linge, on abaisse le titre de celle-ci, il convient de prolonger la durée du trempage. Pour la solution à 20 pour 1000, il faut au moins 12 heures.

fection, le passage à l'étuve peut être réalisé facilement : on transporte les objets dans des sacs en toile forte imperméabilisée dont on a soin de ne pas souiller l'extérieur. Les étuves combinant la chaleur et l'aldéhyde formique abiment moins les vêtements que les étuves à vapeur. Il faut toujours recourir à l'étuve chaude pour les vêtements souillés *en profondeur* par la pénétration de liquides (vêtements de corps des varioleux et pantalon des typhoïdiques, par exemple). Si on est en droit de considérer que *la surface* seule est souillée, les vapeurs d'aldéhyde formique suffisent; dans ce cas, le vêtement peut être suspendu dans la chambre lors de la désinfection finale, ou bien on peut faire des désinfections plus fréquentes en utilisant un petit local tel qu'une armoire où on fait dégager des vapeurs par des procédés reconnus efficaces et pratiques[1].

Dans quelques cas (rougeole[2], coqueluche, varicelle, oreillons, pneumonie franche, etc.) l'exposition des vêtements à l'air et au soleil suffit, ou bien un délai égal à la durée de la maladie. Dans ces cas, d'ailleurs, on n'a pas besoin, sauf complications infectieuses, de désinfection finale ni pour les vêtements, ni pour la literie, ni pour les locaux.

II) *Ustensiles et menus objets* (*de toilette, de cuisine, de table, ou autres*). — Ceux de ces objets qui touchent le malade, et surtout les couverts, verres et tasses des diphtéritiques, scarlatineux, etc., doivent être soumis à l'ébullition, ou

---

1. Pour un mètre cube, je recommande le procédé de Doerr :
Mélanger 40 grammes de formol officinal à 40 grammes d'eau; jeter ce mélange sur 40 grammes de permanganate de potasse en cristaux fins; agiter; il se produit un dégagement de vapeur d'eau et d'aldéhyde formique.
2. En plaçant ici la rougeole, je me rencontre avec les pédiatres les plus éminents, malgré le texte contraire de la loi de 1902.

trempés dans des solutions antiseptiques, comme les linges. Pour les malades contagieux par la bouche, cette précaution très importante doit être observée à chaque repas si ces ustensiles sortent de la chambre (ce qui est ordinairement le cas pour les assiettes). Même observation pour les vases, urinoirs, bassins, canules à lavements des malades atteints de fièvre typhoïde, dysenterie, choléra. On peut aussi conserver certains de ces objets dans un liquide antiseptique. Il est préférable, pour les couverts, verres, etc., de pouvoir les nettoyer sur place et les conserver dans la chambre d'isolement.

Les *accessoires servant au traitement* (seringues de Pravaz, abaisse-langue, thermomètres) seront spéciaux à chaque malade jusqu'à la fin de la maladie. Les seringues seront en verre pour pouvoir être bouillies; les thermomètres, aussi entièrement en verre, seront stérilisés par trempage.

I) **Mains, figure, barbe** *des personnes qui soignent ou visitent le malade.* — Nous en avons déjà parlé à propos de l'isolement. Ici on peut, après savonnage et brossage, *employer le sublimé* en solution d'un gramme par litre d'eau; en pareil cas, en effet, le sublimé est utilisable parce que les souillures ne forment plus de masse appréciable et que le sublimé peut alors agir sur toute l'épaisseur des gouttelettes ou particules déposées sur la peau ou dans la barbe.

J'ai recommandé (*Presse médicale*, 1909), quand il s'agit de désinfecter à fond les ongles, l'emploi d'une goutte de teinture d'iode qui pénètre par capillarité dans tous les interstices du pourtour de l'ongle.

J) **Objets de literie** (*matelas, oreillers, traver-*

sins, édredons). — Il faut d'abord les protéger le plus possible, surtout si les maladies sont transmissibles par des substances liquides (crachats, mucosités, selles diarrhéiques, urines). On recouvrira le matelas d'un tissu imperméable ou de plusieurs épaisseurs de journaux (peu coûteux, faciles à brûler).

En fin de maladie : passage à l'étuve (vapeur ou formol à chaud); à défaut : enlèvement des enveloppes qui seront soumises à un trempage prolongé ; et trempage plus court des laines, crins, etc. Il est évident que ces manipulations devront être faites avec soin et précautions.

K) *Couvertures, rideaux, tapis, tentures.* — L'étuvage est le meilleur procédé pour ces objets, surtout pour les couvertures et descentes de lit, facilement souillées.

Pour les rideaux et tentures, la désinfection des locaux à l'aldéhyde formique suffira ordinairement à les désinfecter en fin de maladie.

Mais *peut-on les laisser en place?* Autrefois, on les enlevait toujours; actuellement on distingue plusieurs éventualités. 1° Si on prépare *d'avance* la chambre, on enlève tout l'inutile, y compris les rideaux et tapis; 2° Si on isole le malade *dans la chambre qu'il occupait déjà*, on enlève les rideaux s'ils peuvent l'être sans trop remuer de poussières et sans exposer les tapissiers ; sinon, on les laisse, en les écartant du lit le plus possible et en les protégeant sur une hauteur de 1 m. 50 à 2 mètres avec des tissus lavables (toile, cotonnade, etc.), surtout dans les cas où les germes de la maladie sont assez résistants, etc. Les rideaux enlevés après coup doivent être désinfectés.

L) *Planchers, parois, murs, meubles (lit, table de nuit, etc.).* — Il peut être utile de les désinfecter en cours de maladie s'ils sont souillés. Le Conseil supérieur d'hygiène recommande :

Lavage au crésylol sodique à 4 pour 100 ;
Lavage à l'eau de Javel étendue d'eau ;
Lavage au formol de commerce à 40 pour 100 d'aldéhyde formique, à la dose de 40 grammes de formol pour un litre d'eau ;
Badigeonnage des murailles non tapissées au lait de chaux fraîchement préparé.

Si les lits métalliques se lavent bien, les bois de lit sont difficilement lavables ; pour eux, il faut donc avant tout s'efforcer d'éviter les souillures. Cependant, dans certains cas importants (diphtérie, phtisie, typhoïde, choléra, etc.) il ne faut pas hésiter à nettoyer les endroits souillés avec les solutions antiseptiques ; un tapissier pourra toujours ultérieurement remettre les choses en état.

Les planchers et parois *ne seront pas balayés ni époussetés*, mais essuyés avec un *linge humidifié* à l'aide d'une solution antiseptique. On se sert parfois, surtout pour essuyer les lits en bois, de morceaux de coton qui retiennent assez bien les pellicules et poussières, mais il faut alors ne pas ménager le coton et brûler les morceaux dès qu'ils ont essuyé une faible surface.

A ce propos, il convient de rappeler qu'un des inconvénients de l'essuyage au torchon est d'amener à secouer celui-ci soit dans la chambre, soit à la fenêtre ; cela constitue un danger pour le voisinage. On s'abstiendra même d'exposer aux fenêtres aucun objet (linge, vêtements, tapis) ayant servi au malade ou provenant des locaux occupés par lui.

On hésite quelquefois dans le choix des antiseptiques ; tous ceux qui sont indiqués ci-dessus sont
susceptibles de donner de bons résultats, et le plus
souvent on emploie plusieurs d'entre eux concur-
remment. Cependant, s'il fallait simplifier, on pourrait choisir le *sulfate de cuivre* (peu coûteux, et
naturellement coloré). On ferait deux sortes de solutions : à 50 grammes par litre d'eau et à 12 grammes par litre d'eau. La solution forte servira pour
désinfecter les linges mouillés, la vaisselle, les
excrétions et déjections ; la solution faible servira
au lavage des mains et au trempage du linge non
souillé.

Les pages qu'on vient de lire ne sont que des
règles générales ; il appartiendra au médecin traitant d'insister plus particulièrement sur telle ou
telle précaution, suivant les maladies et même
suivant les cas ; car tous les cas ne sont point com-
parables : par exemple, les typhoïdiques avec consti-
pation sont plus propres et par suite moins contagieux que les typhoïdiques avec diarrhée ; il y a des
malades atteints de diphtérie, tuberculose, etc., qui
se nettoient la gorge sans souiller leur lit, et d'autres qui salissent et contaminent tout ce qui les
entoure. D'autre part les locaux et les ressources
diffèrent. Le médecin devra donc indiquer à l'entourage de chaque malade *de quelle façon spéciale*
il convient dans le cas particulier de réaliser l'isolement et la désinfection quotidienne.

A. POINAT, Éditeur, 21, rue Cassette, PARIS (VIe).

22. Traitement médico-chirurgical de la tuberculose du rein, par MM. J. Castaigne, professeur agrégé, et A. Lavenant, assistant du service des maladies des voies urinaires à l'hôpital Lariboisière.

23. Thérapeutique de la goutte, par le Dr Rathery, professeur agrégé à la Faculté de médecine de Paris, médecin des hôpitaux.

[...]t abortif de l'urétrite blennorragique par les injections, par [...]arle, ancien chef de clinique dermatologique à l'Université de

[...]ophilie et son traitement, par le Dr Marcel Labbé, professeur agrégé Faculté de médecine de Paris, médecin de l'hôpital de la Charité.

26. La névralgie faciale " essentielle " et son traitement par les injections locales neurolytiques, par le Dr J.-A. Sicard, professeur agrégé à la Faculté de médecine de Paris.

27. La rétention azotée et le régime hypo-azoté au cours des néphrites, par le Dr J. Castaigne, professeur agrégé à la Faculté de médecine de Paris, médecin des hôpitaux.

28. Le cancer du pylore et son traitement médico-chirurgical, par le Dr René Leriche, professeur agrégé à la Faculté de médecine de Lyon.

29. Vaccinothérapie (technique, indications, résultats), par le Dr A. Mauté, chef de laboratoire à l'hôpital Beaujon.

30. . . . . *Épuisé.*

31. Traitement moderne des épithéliomes et autres tumeurs malignes de la peau, par le Dr H. Bordier, professeur agrégé à la Faculté de médecine de Lyon.

Traitement de l'érysipèle de la face, par MM. J. Castaigne, professeur agrégé à la Faculté de médecine de Paris, médecin des hôpitaux, et P. Fernet, assistant de dermatologie à l'hôpital Saint-Louis.

Traitement de la paralysie générale, par le Dr E. Gelma, médecin de l'Asile de Maréville, à Nancy.

Traitement du tétanos, par le Dr Bosc, ancien interne des hôpitaux de Paris, médecin-adjoint de l'hôpital de Tours.

35. Diagnostic et traitement de l'adénopathie trachéo-bronchique chez l'enfant, par le Dr P.-F. Armand-Delille, ancien chef de clinique infantile à la Faculté de médecine de Paris.

36. . . . . *Épuisé.*

37. . . . . *Épuisé.*

38. Le traitement des conjonctivites, par le docteur F. Terrien, professeur agrégé à la Faculté de médecine, ophtalmologiste de l'hôpital des Enfants-malades.

39. Les bains carbo-gazeux dans la pratique journalière (indications, technique, résultats), par le Dr A. Mougeot (Royat-les-Bains), ancien interne des hôpitaux de Paris.

40. Les hématuries (indications thérapeutiques et médications qui les remplissent), par le Dr J. Vires, professeur de thérapeutique à la Faculté de Montpellier.

41. Traitement du cancer par les sels de quinine, par le Dr J. Castaigne, professeur agrégé à la Faculté de médecine de Paris, médecin des hôpitaux.

42. Les abcès de fixation, par le Dr Jacques Carles, professeur agrégé à la Faculté de Bordeaux, médecin des hôpitaux.

43. Le rhumatisme blennorragique, par le Dr Félix Ramond, médecin des hôpitaux.

A. POINAT, Éditeur, 21, rue Cassette, PARIS (VIᵉ).

ÉVREUX, IMPRIMERIE CH. HÉRISSEY

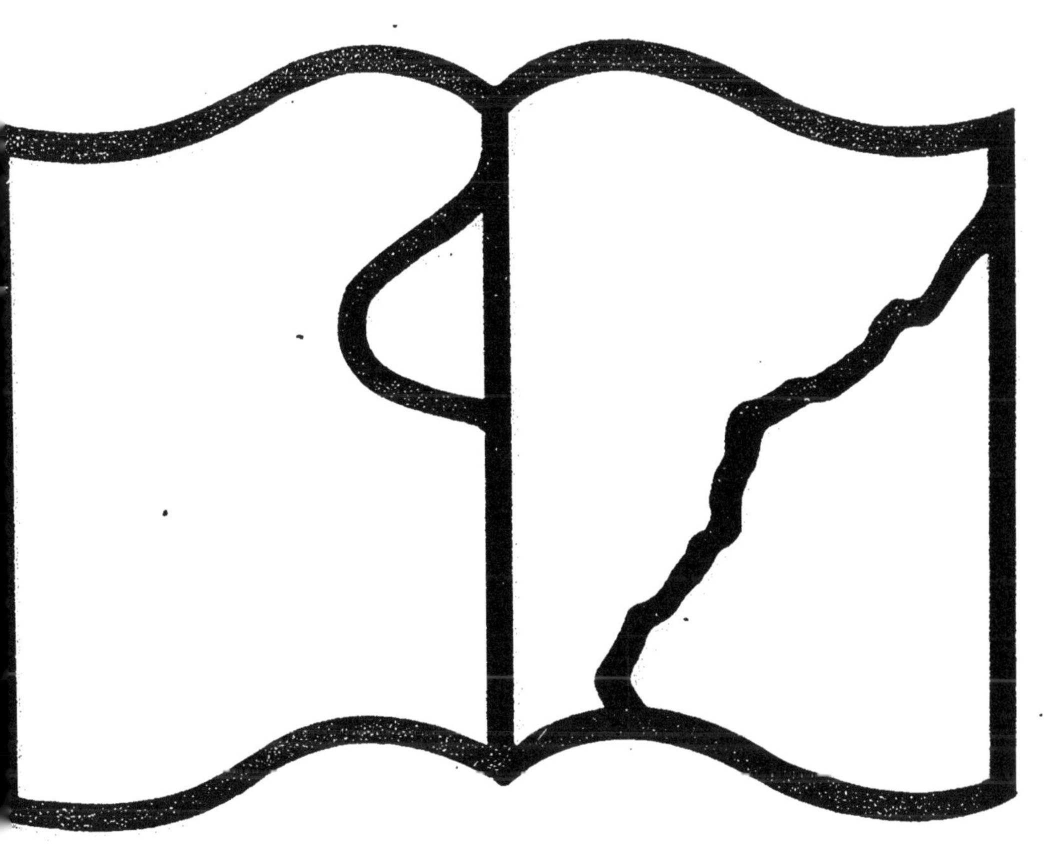

Texte détérioré — reliure défectueuse

NF Z 43-120-11